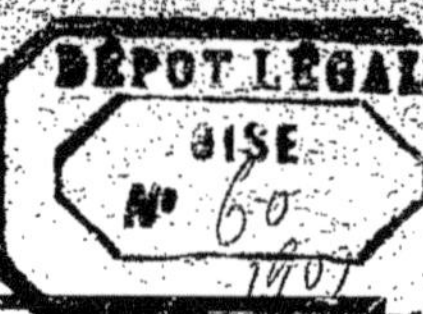

CONTRIBUTION

A LA

SÉMÉIOLOGIE DES MALADIES

PAR

RALENTISSEMENT DE LA NUTRITION

Par M. E. GAUTRELET

CHIMISTE-BIOLOGISTE

Docteur en pharmacie de l'Université de Paris

Lauréat de l'Académie de Médecine et de l'Institut.

CLERMONT (OISE)

IMPRIMERIE DAIX FRÈRES

3, PLACE SAINT-ANDRÉ, 3

1901

CONTRIBUTION

A LA

SÉMÉIOLOGIE DES MALADIES

PAR RALENTISSEMENT DE LA NUTRITION

PAR

M. E. GAUTRELET

CHIMISTE-BIOLOGISTE

Docteur en pharmacie de l'Université de Paris

Lauréat de l'Académie de médecine et de l'Institut.

Messieurs,

Il y a deux ans et demi déjà (mars 1898) qu'un chimiste agronome de haute valeur, le vulgarisateur de l'emploi de l'acide phosphorique en agriculture, M. Joulie, ancien pharmacien en chef de la Maison municipale de Santé, a publié dans le « Moniteur scientifique. — Quesneville » un travail ayant pour titre : « *Dosage de l'Acidité urinaire et Thérapeutique de l'Hyper et de l'Hypoacidité* » ; travail ayant eu pour point de départ une auto-observation et que l'auteur vient de paraphraser en un volume intitulé : « *Urologie pratique et Thérapeutique nouvelle.* » (O. Doin, 1900.)

Le travail de M. Joulie — tel qu'il résulte des deux publications précitées — peut être considéré comme divisé en deux parties.

Dans la première partie, M. Joulie, après avoir insisté sur l'importance du dosage de l'acidité urinaire dans l'étude séméiologique des troubles de la nutrition, fait le procès des indicateurs (tournesol et phénolpthaléine) jusqu'ici plus particulièrement employés pour déterminer la fin des réactions acidimétriques et propose un procédé nouveau et spécial de dosage de l'acidité urinaire totale basé sur l'emploi d'un réactif à base de sucrate de chaux avec indication particulière de la fin de la réaction consistant en l'apparition d'un léger précipité de phosphate tricalcique.

En même temps l'auteur suggère une expression nouvelle du rapport de l'acidité urinaire dosée à la « normale » en prenant pour facteur corollaire : l'excédent de densité de l'urine examinée relativement au maximum de densité de l'eau distillée.

Avec ces deux éléments, M. Joulie constitue une méthode inédite et personnelle de formule biologique de l'acidité urinaire pouvant, en somme, se ramener à l'expression fractionnaire suivante :

$$R = \frac{100\ A}{E}$$

autrement dit : au rapport ou coefficient (R) existant entre l'acidité constatée d'après le procédé Joulie (A) multipliée par 100 (numérateur) et l'excédent de densité (E) de la même urine (dénominateur).

Dans la seconde partie, se basant sur les résultats analytiques — diminution de l'acidité urinaire et conséquemment diminution de l'acidité organique — qu'il croit avoir constatés au moyen de la méthode préconisée dans la première partie pour les manifestations les plus importantes des maladies par ralentissement de la nutrition, M. Joulie institue un classement nouveau des maladies d'après les variations de l'acidité organique et déduit une pathogénie restreinte des maladies par Hyperacidité organique.

Puis, reprenant le vieux cliché de la « cachexie alcaline » M. Joulie lance ses « foudres » sur les traitements alcalins en général et particulièrement sur les Eaux minérales alcalines, en même temps qu'il propose — en sens contraire —, l'emploi de l'acide phosphorique comme médication générale et systématique des manifestations morbides diverses jusqu'ici groupées sous la rubrique pathogénique de « maladies par ralentissement de la nutrition ».

On comprend facilement de cet exposé que : tant sera sûre la méthode Joulie en tant que procédé de dosage de l'acidité urinaire totale et en tant qu'expression mathématique du rapport de cette acidité avec la normale, tant s'en suivra de valeur définitive pour les conclusions pathogénique et thérapeutique qu'en tire son auteur.......

Et nous comptions précisément sur le bon sens des chimistes pour faire justice et du procédé et de la méthode de M. Joulie ! Nous ne pouvions croire qu'aucun d'eux pût un instant s'égarer dans la voie tracée par M. Joulie ! !

Un de nos plus distingués confrères, M. Lépinois, a, de fait, presque immédiatement (septembre 1898) jeté le cri d'alarme dans un article intitulé : « *Contribution à l'étude de l'acidité urinaire ; influence de la chaux sur le dosage de l'acidité des liquides de l'organisme* » : article paru dans les « Archives de médecine expérimentale ».

M. Lépinois a montré dans ce travail que la technique du procédé Joulie donnait des chiffres inférieurs de 20 à 30 p. 100 à ceux trouvés en uroacidimétrie par les procédés habituels, par ce fait que le « trouble indicateur » de la fin de la réaction se produisait trop tôt.

Mais la méthode Joulie étant difficile à comprendre dans son ensemble, il en est résulté que, malgré cet avertissement salutaire, un certain nombre de biologistes, et par suite de médecins, ont pris la méthode Joulie en considération et en ont généralisé les conclusions pathogéniques et thérapeutiques : tel M. Cautru dans la note présentée à la Société de Thérapeutique sous le titre de : « *Du rôle de l'acidité urinaire en pathologie ; traitement de l'Hypoacidité par l'acide phosphorique.* »

Or, cette généralisation pathogénique et thérapeutique des résultats obtenus en uroacidimétrie par le procédé Joulie, en urologie par la méthode Joulie, ne peut durer sous peine de compromettre absolument la séméiologie de la diathèse arthritique telle que l'a si magistralement formulée le professeur Bouchard....

Aussi, — nous à qui M. Joulie a fait l'honneur de citations presque à chaque page de son livre —, nous croyons-nous personnellement autorisé à essayer de remettre les choses au point aujourd'hui.

Et, comme la méthode Joulie ne peut être comprise « en bloc », nous allons — malgré tout le respect que nous professons pour son auteur — nous efforcer, par une étude de détails, d'en montrer l'inanité absolue ! Ce faisant, nous pensons ne rendre qu'un faible et juste témoignage de reconnaissance aux travaux biologiques si importants du Professeur Bouchard pour la constitution de l'intéressante classe des maladies par ralentissement de la nutrition, c'est-à-dire des maladies par exagération de l'acidité organique.

Nous tâcherons ensuite de nous rendre compte de la cause des nombreux résultats heureux obtenus au moyen du traitement par l'acide phosphorique de certaines des manifestations de l'Hyperacidité organique, faisant aussi comprendre à quel groupe spécial des manifestations de la « diathèse hyperacide » peuvent seulement et logiquement se rapporter les vues thérapeutiques de M. Joulie.

Puis, pour essayer de parer au discrédit jeté par M. Joulie sur le traitement par les alcalins, sur les eaux minérales alcalines, nous remémorerons en quelques mots les principes rationnels de thérapeutique alcaline des maladies par Hyperacidité organique tels qu'ils découlent des recherches sur l'emploi médicamenteux du bicarbonate de soude et des Eaux de Vichy exposées par nous au Congrès d'hydrologie de Clermont-Ferrand.

Enfin, tant pour être complet que pour appuyer toute notre manière de voir négative à l'égard des conclusions séméiologiques déduites par M. Joulie des résultats obtenus par sa méthode particulière d'acidimétrie urologique, nous essaierons encore de montrer combien, en face des travaux personnels de M. Joulie limités à un nombre restreints d'observations, sont au contraire concordants les travaux physiologiques primitifs de M. Bouchard, nos propres recherches urologiques, les données acquises par le Dr Drouin en hémoacidimétrie, et enfin les documents récemment fournis par la cryoscopie urinaire aux élèves du laboratoire de pathologie générale de la Faculté de Médecine de Paris.

Nous déduirons, pour terminer, de toutes ces recherches une pathogénie raisonnée, sinon nouvelle, des maladies par ralentissement de la nutrition.

I

Etudions d'abord le facteur A, c'est-à-dire le numérateur de la fraction constituant le rapport ou coefficient R de M. Joulie :

$$R = \frac{100\,A}{E}$$

La première des critiques adressées par M. Joulie aux anciens procédés de dosage de l'acidité urinaire au moyen de liqueurs alcalines (décinormales ou autres) de soude comme de potasse, est la suivante :

Les liqueurs véritablement alcalines, c'est-à-dire celles de soude ou de potasse offrent l'inconvénient d'absorber une certaine quantité de l'acide carbonique de l'atmosphère, donc de voir leur titre alcalin s'abaisser, donc de paraître ne pas être fixes comme titre basique, donc de sembler faussées constamment dans le titrage uroacidimétrique....

Voyons si cette objection est bien réelle ?

Tout le monde sait actuellement que l'acide carbonique peut être regardé comme un acide végétal, donc comme un acide faible ; d'autant plus faible même que, selon la loi de Berthollet, en qualité de composé gazeux, il peut être considéré comme pratiquement déplaçable par tous les autres acides libres (solides ou liquides), de même que par tous les autres composés acides, même les acides-amidés.

De fait, si l'on prend un composé organique très faiblement acide, tel précisément un de ces acides-amidés — l'urobiline ou l'uroérythrine qui forment les principes pigmentaires fondamentaux de l'urine normale et qui, en solution aqueuse, rougissent faiblement le papier de tournesol bleu, — l'on constate très facilement que l'addition d'une solution de carbonate neutre de soude arrive à un moment donné à y masquer cette réaction indicatrice de la fonction acide, tout aussi bien qu'elle le fait (et que le font aussi la soude ou la potasse caustiques) pour l'acide sulfurique, ou le phosphate acide de soude ou encore l'urate acide de soude.

Il s'en suit que l'absorption d'une proportion quelconque d'acide carbonique par une solution titrée de soude ou de potasse caustiques (une fois faite) n'offre aucun inconvénient dans un titrage uroacidimétrique, si le titre acidimétrique du liquide à doser est faible.

Nous disons : « si le titre acidimétrique est faible », parce que, en cas de proportion très exagérée de l'acidité à titrer, et surtout si l'on verse le liquide acide dans la solution alcaline — ce qui, toutefois, n'a pas lieu en uroacidimétrie — il peut se former de véritables paquets de bulles de gaz acide carbonique qui, s'attachant au papier bleu de tournesol, en fausseraient la réaction indicatrice ; cependant, il suffirait alors d'élever légèrement la température du liquide à doser pour chasser l'excès de gaz, donc pour rétablir un titrage acidimétrique correct.

C'est ainsi d'ailleurs que l'on procède habituellement en acidimétrie de façon à éviter l'inconvénient précité.

II

Mais ! que propose M. Joulie, aux lieu et place des solutions alcalines (de soude ou de potasse) ordinairement employées en uroacidimétrie ?

M. Joulie recommande d'employer une solution de sucrate de chaux — qu'il conseille d'ailleurs de titrer et retitrer fréquemment au moyen de l'acide sulfurique décinormal en présence de l'indicateur tournesol — avec indication de la fin de la réaction uroacidimétrique déterminée par le début de l'apparition dans l'urine filtrée d'un trouble persistant dû à la formation de phosphate tricalcique.

De plus, M. Joulie préconise dans ce même but l'utilisation de l'urine du matin et recommande (théoriquement) de répéter l'essai plusieurs jours de suite, de façon à se mettre à l'abri des erreurs que peuvent produire certaines influences accidentelles.

Voyons ce que valent toutes ces données ?

Tout d'abord, ainsi que M. Joulie le reconnaît, le titre de la solution de sucrate de chaux (?) ne peut être ni certain au moment de sa préparation, ni constant comme conservation.

Nous disons : « non certain comme titrage primitif », par ce fait que la chaux vive ne forme pas avec le saccharose une combinaison unique, mais une série de composés (saccharoside dicalcique, saccharoside tétracalcique, saccharoside hexacalcique), c'est-à-dire avec deux, quatre ou six équivalents de base, qui ne peuvent être produits d'une façon certaine par simple solution.

Donc, il y a peu de chances que, malgré toutes les précautions possibles prises dans la préparation du réactif Joulie, la chaux se dissolve dans l'eau sucrée dans une proportion rigoureusement mathématique pour produire l'un ou l'autre des saccharosides composés précités et exclusivement.

Nous disons : « non constant comme titrage subséquent » par ce fait que les saccharosides calciques ne sont pas stables, et par ce fait absorbent l'acide carbonique de l'air ambiant tout aussi bien que le font les solutions basiques de soude ou de potasse, et qu'ils ont en outre le gros inconvénient (que n'offrent pas au contraire les solutions de soude ou de potasse) de laisser déposer sous forme solide, donc éliminatrice, soit le carbonate formé, soit l'un d'eux, le saccharoside hexacalcique insoluble.

Or le titrage fréquent de la solution Joulie au sucrate de

chaux est, on ne peut en disconvenir, un gros inconvénient pour son emploi !

Que cet inconvénient ne soit pas aussi sérieux que cela pour le chimiste de métier qui, ayant toujours sous la main des solutions titrées d'acides quelconques, peut facilement se repérer, nous le voulons bien !

Mais, pour le médecin qui voudrait faire des examens uroacidimétriques cliniques, mais pour le malade qui désirerait « suivre » son acidité urinaire, — et précisément la tendance de M. Joulie de par le titre même de son ouvrage : « Urologie clinique », et par la description qu'il y fait d'appareils de vulgarisation acidimétrique, — semble bien être de vouloir faire de son procédé non pas un procédé de laboratoire, mais un procédé « clinique », il est certain qu'il arrivera de deux choses l'une :

Ou bien ils renonceront rapidement — médecins et malades — à ce procédé, s'ils ont quelque souci de faire juste, c'est-à-dire d'être renseignés à chaque journée de manipulation sur le titre réel de leur solution de sucrate de chaux, et par conséquent sur sa valeur alcalinisante ; ou bien ils ne tiendront pas compte de la diminution constante du titre de cette solution, et alors ils seront exposés à des erreurs colossales dans leurs appréciations uroacidimétriques !

Mais ! comment trouvez-vous, de plus, la logique de M. Joulie ?

Cet auteur commence — comme prémisses à son nouveau procédé — par déclarer que les « indicateurs » tournesol et phénolphtaléine ne valent rien pour l'emploi acidimétrique ! Et il base précisément le repérage de sa liqueur titrante sur l'emploi de l'un ou de l'autre de ces indicateurs !!! Inconséquence d'autant plus grave qu'il est d'usage en chimie analytique de toujours repérer une liqueur titrée dans les conditions mêmes de son emploi en manipulation docimasique !!!

Heureusement que l'anathème jeté par M. Joulie sur l'emploi du tournesol en uroacidimétrie n'a pas la portée qu'il croit ! Ce que nous allons essayer de montrer à présent.....

III

L'acidité totale d'une urine quelconque et à plus forte raison d'une urine relevant des maladies par ralentissement de la nutrition n'est pas seulement faite d'acides libres et de sels acides, comme paraît le croire M. Joulie, mais encore de sels amidés y existant à l'état de pigments, et dont les principaux sont l'urobiline et l'uroérythrine (à la dose de 0 gr. 41 pour le premier de ces pigments et de 0 gr. 27 pour le second à l'état normal et par litre).

Or, ainsi que Bogomoloff l'a montré (en 1893), la réaction différentielle des deux papiers, bleu et rouge, de tournesol vis-à-vis de la saturation alcaline d'une urine peut précisément être utilisée comme procédé de dosage de l'urobiline, tout au contraire d'être prise comme cause d'erreur dans le dosage uroacidimétrique, ainsi que M. Joulie semble le croire......

Nous nous expliquons !

Quand, avec une solution d'un alcali libre ou d'un carbonate alcalin, on sature l'acidité d'une urine quelconque, il arrive un moment où le papier rouge de tournesol bleuit légèrement alors que le papier bleu de tournesol reste encore légèrement rouge ; et, en continuant à ajouter la solution alcaline ou carbonatée en question, on arrive à un point où le papier de tournesol rouge bleuit très nettement, alors que le papier de tournesol bleu cesse seulement de rougir.

Beaucoup de chimistes, et M. Joulie est parmi eux, nous le répétons, au lieu de rapporter le chiffre acidimétrique différentiel, c'est-à-dire séparant ces deux réactions, à l'expression de l'acidité des acides-amidés constituant les pigments urinaires normaux, ainsi que l'a montré Bogomoloff, ainsi aussi que nous l'avions nous-même compris en 1887 dans l'établissement de nos normales uroacidimétriques, beaucoup de chimistes déclarent ne voir en cette réaction spéciale qu'une anomalie inexplicable de qualification du tournesol vis-à-vis de la saturation alcaline en bloc.

Il n'en est cependant rien ! Et l'on peut s'en convaincre soit en se souvenant des travaux précités de Bogomoloff, soit en se rappelant encore que le phosphate trisodique offre une réaction apparente alcaline et non pas simplement neutre comme le phosphate disodique.

De fait, qu'est-il arrivé au moment où le papier rouge de tournesol trempé dans une urine additionnée d'une solution alcaline commence à bleuir alors que le papier bleu de tournesol reste encore légèrement rouge dans les mêmes conditions ?

Il s'est passé ceci :

Les acides libres et les sels acides de l'urine (phosphates et urates) se sont trouvés entièrement saturés et le tournesol rouge a bleui sous l'influence du phosphate trisodique (neutre en réalité chimiquement, mais alcalin de réaction apparente) formé, tandis qu'au contraire les acides-amidés (principes pigmentaires) non encore saturés d'alcali ont continué à réagir sur le tournesol bleu pour arriver à le faire rougir.

Donc, la réaction colorant en bleu le papier rouge de tournesol offerte par une urine additionnée d'un alcali, alors que le papier bleu de tournesol continue à rougir, n'est pas une réaction anormale ni inexplicable, pas plus qu'elle n'est l'indice de la saturation alcaline totale de cette urine.

Cette réaction (1) n'indique que la saturation de l'urine relativement à ses acides libres et à ses sels acides ; elle laisse de côté la saturation des acides-amidés ! Et pour obtenir cette dernière, c'est-à-dire la saturation alcaline

(1) La réaction « amphotère » des Anciens n'est rien autre chose que cette réaction ; autrement dit la réaction « amphotère » est celles d'urines qui ne sont acides que par leurs acides amidés pigmentaires.

totale de l'urine, il faut de toute nécessité continuer l'addition de la liqueur alcaline jusqu'à disparition de la réaction rouge du liquide urinaire sur le papier bleu de tournesol.

Donc la méthode de la touche employée habituellement en uroacidimétrie sur les papiers bleu et rouge de tournesol ne mérite pas les foudres de M. Joulie au même titre que celle à base de papiers de phénolpthaléine, qu'attaque également M. Joulie et que nous ne voulons pas défendre en la circonstance,car elle a déjà mérité, et à juste raison, les critiques de M. Huguet, puisqu'elle ne peut constater que la terminaison partielle de la réaction de saturation ; celle qui s'arrête aux acides libres et aux sels acides, c'est-à-dire celle qui correspond au papier rouge de tournesol.

Il suffit, relativement à l'emploi des papiers bleu et rouge de tournesol en uroacidimétrie, de bien s'entendre, de bien savoir que l'apparition d'une teinte bleue sur le papier rouge correspond à une phase de la réaction (saturation des acides libres et des sels acides), que la disparition du rouge sur le papier bleu corespond à une seconde phase de la réaction (saturation des acides libres, des sels acides et des sels amidés) ; autrement dit, que la différence entre les chiffres obtenus dans ces deux phases correspond à la saturation alcaline des acides-amidés pigmentaires toujours et exclusivement !

Voyons maintenant si ce que M. Joulie propose comme indice du terme de la réaction uroacidimétrique totale dans son procédé au sucrate de chaux vaut ce qu'il abandonne ou plus exactement ce qu'il aurait dû prendre s'il eut été au courant des travaux de Bogomoloff, et s'il eut été aussi au courant des travaux du Congrès de chimie appliquée de 1896, qui a précisément adopté pour l'uroacidimétrie la méthode de la double touche sur les papiers rouge et bleu de tournesol avec emploi de la liqueur décinormale alcaline ?

IV

Nous avons montré précédemment que la valeur de la solution de sucrate de chaux comme liqueur alcalinisante est infidèle.

Mais M. Joulie, se basant sur la précipitation du phosphate tricalcique en milieu neutre, fait plus que de rendre sa solution alcalinisante défectueuse ; il l'annihile complètement lorsqu'il dit qu'il faut substituer aux indicateurs colorés en uroacidimétrie la recherche de l'apparition d'un léger trouble dans l'urine filtrée à laquelle il fait ajouter une solution de sucrate de chaux : ce trouble devant apparaître dès que les acides libres et les sels acides urinaires sont saturés ! ! !

Nous ne chicanerons pas sérieusement M. Joulie sur la question de filtration de l'urine qui peut faire éliminer soit de l'acide urique en nature,soit certains urates acides, soit certains principes pigmentaires de forme acide déposés à la faveur d'une réduction de volume exagérée ou encore grâce à une acidité totale trop grande, ou enfin sous l'influence des deux causes atténuées mais réunies ; tout le monde comprendra l'importance de ce petit détail, malgré la recommandation que fait l'auteur de réchauffer l'urine avant de la filtrer.

Nous ne lui reprocherons pas non plus outre mesure les difficultés de « saisie » de son terme indicateur de la réaction — apparition d'un léger trouble persistant — qui, à notre sens cependant, est d'une difficulté rendant son procédé presque illusoire...

Non ! ce que nous avons à faire comprendre de défavorable pour le procédé uroacidimétrique Joulie est bien plus important, puisque c'est le principe même de ce procédé que nous allons mettre en jeu !!!.

En effet, l'affirmation de M. Joulie relativement à la précipitation exacte du phosphate tricalcique en un milieu urinaire neutre et son application à l'uroacidimétrie, non seulement ne nous semblent pas aussi certaines que l'auteur veut bien le dire, mais nous paraissent, au contraire, entièrement controuvées aux lieu et place de ce qui se passe en chimie générale.

Que l'on recherche la réaction au moyen de papier bleu de tournesol dans une urine soi-disant entièrement neutralisée par le sucrate de chaux, dans une urine donnant nettement l'indice de Joulie pour la terminaison d'un dosage uroacidimétrique total, même dans une urine ayant dépassé cet indice, c'est-à-dire offrant un précipité net de phosphate polycalcique ? On trouve cette réaction encore nettement acide ; autrement dit, on voit le papier bleu de tournesol rougir encore fortement sans que le papier rouge bleuisse même apparemment. On voit la phénolpthaléine elle-même (réactif cependant limité aux acides et aux sels acides, avons-nous dit précédemment) ne pas se colorer en rouge, comme elle fait dans les milieux neutres ou alcalins !

Et, si l'on continue à ajouter de la solution de sucrate de chaux, on s'aperçoit enfin que le chiffre de sucrate employé en seconde ligne est supérieur à celui qui serait nécessaire à la saturation des acides-amidés, qu'il correspond soit à ce chiffre de saturation des acides-amidés plus un tiers de l'acide phosphorique, soit aux acides amidés augmentés des deux tiers de l'acide phosphorique et du chiffre des acides libres également contenus dans l'urine examinée.

L'addition de sucrate de chaux à l'urine jusqu'à obtention d'un trouble persistant n'a donc pas pour effet, comme le dit M. Joulie, de neutraliser d'abord les acides libres, puis de saturer les phosphates et urates acides de l'urine, en un mot, de saturer l'urine d'alcali même pour seulement ses acides libres ou ses sels acides !!!

Non ! cette addition a eu pour résultat premier — et même unique peut-on dire — de neutraliser les sels acides (phosphates et urates) ; et ce sont les phosphates et urates polycalciques résultant de cette neutralisation qui commencent à se précipiter dès qu'on attaque la saturation des acides libres ; ce sont ces sels polycalciques qui se précipitent d'autant plus que la saturation des acides libres est plus absolue.

Cette conclusisn semble, de prime abord, doublement paradoxale !

Et, cependant, si l'on songe que la précipitation d'un phosphate tricalcique est complète dans un liquide neutre, et si l'on remarque que, comme nous venons de le faire voir, la précipitation de ce sel n'est complète dans le procédé uroacidimétrique Joulie que lorsque le papier de tournesol rouge commence à bleuir, ou la phénolpthaléine à rougir, qu'elle ne fait que débuter lors de l'apparition du trouble persistant donné par M. Joulie comme indice de la fin de la réaction, on conçoit facilement qu'il fallait que l'urine ainsi traitée ne fût pas neutre pour que le phosphate tricalcique s'y maintînt partiellement — presque totalement même peut-on dire — en dissolution, qu'il fallait, en un mot, que cette urine offrît encore des acides libres, donc que sa saturation alcaline ait débuté par la saturation pure et simple des sels acides.

Mais, si l'on se reporte encore aux lois de Berthollet, on comprend bien mieux la raison d'être de la réaction de Joulie telle que nous l'indiquons et non pas telle que M. Joulie en fait la théorie de son côté.

En effet, l'urate neutre de chaux, de même que les phosphates bi ou tricalciques, sont les sels les moins solubles (oxalate de chaux à part et qui doit, d'ailleurs, s'il existe exceptionnellement de l'acide oxalique ou des oxalates alcalins présents, participer à cette même réaction) que la chaux du sucrate puisse faire avec les divers acides libres des sels ou acides urinaires.

On comprend donc que ce soient ces mêmes sels qui aient tendance à se former et à se précipiter en première ligne dans la réaction de Joulie et non pas que ce soient des lactates, chlorures ou même sulfates calciques qui se produisent : corps, ou bien solubles en toutes proportions, ou bien jouissant d'une solubilité relative par rapport aux urates et phosphates calciques neutres ou basiques.

Et s'il est besoin d'une preuve à ce sujet, la voici :

Fait-on dans une urine les dosages : d'une part de l'acidité (totale ?) d'après le procédé Joulie, et d'autre part de l'acide urique et de l'acide phosphorique par deux bons procédés quelconques, on arrive à trouver que l'acidité — dite totale — donnée par le procédé Joulie, est équivalente : tantôt exactement à la somme du tiers de l'acide phosphorique, avec la moitié de l'acide urique ; tantôt à la somme des deux tiers de l'acide phosphorique avec la même moitié de l'acide urique ; autrement dit on voit que le sucrate de chaux employé comme réactif uroacidimétrique tel que le recommande M. Joulie, c'est-à-dire par addition jusqu'à obtention d'un faible trouble persistant dans l'urine filtrée, a saturé dans les phosphates acides, c'est-à-dire monobasiques tantôt un, tantôt deux équivalents d'acidité phosphorique et toujours un équivalent d'acidité pour les urates acides.

La raison de cette discordance apparente — mais qui confirme nos explications antérieures — repose sur ce fait que si pour arriver à la précipitation dans un milieu à acides libres, les phosphates calciques ont besoin (par le fait de leur solubilité relative dans les acides libres les plus faibles) d'arriver à la forme tribasique, la forme bibasique est, au contraire, suffisante dans un milieu sans acides libres — telle par exemple l'urine normale qui, ne contenant que des phosphates et des urates acides, en plus des acides amidés, donne un trouble persistant avec le sucrate de chaux dès la formation de phosphate bibasique.

Donc le dosage de l'acidité urinaire totale par le procédé Joulie n'est : d'abord pas constant, puisque la saturation de un ou de deux équivalents d'acidité de phosphates acides dépend de la présence simultanée ou non d'acides libres ; puis, ce dosage de l'acidité totale fût-il constant, il serait trop faible : toujours de l'acidité afférant aux acides-amidés, et en cas d'acides libres de l'acidité afférant à ces mêmes acides libres en plus de celles dépendant des acides amidés.

V

Après avoir passé en revue les divers modes d'expression de l'acidité urinaire, adoptés jusqu'à ce jour par les différents auteurs qui se sont occupés de l'uroacidimétrie, M. Joulie propose de revenir à celui sous forme d' « acide sulfurique monohydraté » sans donner d'ailleurs aucune raison de cette rénovation !

Nous avourons pour notre part n'avoir aucune préférence personnelle marquée pour l'adoption de l'une ou de l'autre des expressions jusqu'ici choisies : acide sulfurique anhydre, acide sulfurique monohydraté, acide oxalique, acide phosphorique anhydre, acide phosphorique mono ou bihydraté, soude caustique décinormale ! ! ! Nous dirons simplement ceci :

Au fond, c'est-à-dire pour ne rien préjuger, l'adoption de l'expression Huguet en « soude caustique décinormale » est certainement la solution la plus rationnelle et la plus simple de cette question au point de vue théorique, puisque c'est la seule qui ne préjuge pas de la forme sous laquelle se présente l'acidité urinaire....

Mais ce mode d'expression a, précisément de ce fait, le défaut de ne rien dire à l'esprit en tant que comparaison de saturation thérapeutique par les alcalins ; il offre donc ainsi une assez grosse lacune au point de vue pratique.

Et,pour ce faire, deux modes d'expressions seulement ont à nos yeux une raison d'être : c'est celui de l'expression en acide phosphorique, et acide phosphorique anhydre pour ne pas préjuger de la forme sous laquelle il existe dans l'urine examinée, ce qui d'ailleurs est variable selon les cas, tout d'abord ; puis celle en bicarbonate de soude, sel le plus généralement employé soit directement à l'état solide ou en dissolution aqueuse, soit indirectement sous forme d'eaux minérales dans la thérapeutique des manifestations de l'arthritisme.

Nous ne préconiserons pas la seconde de ces solutions qui ne donne qu'un résultat incomplet, parce que, à l'état normal, l'acidité urinaire étant formée pour ses deux tiers d'acide phosphorique (des phosphates acides), si l'on veut également savoir en quoi une acidité dépasse la normale, il nous semble plus logique d'adopter comme mode d'expression de cette acidité celui en l'acide formant le plus important facteur de l'acidité normale, c'est-à-dire en acide phosphorique, en ajoutant la simple réflexion suivante :

Que dans un travail d'ordre général en mathématiques, on exprime des longueurs à comparer en : mètres, toises, pieds, yards, lieues, milles, verstes, etc., cela n'a qu'une importance secondaire au fond, quand tout le monde sait quelle relation de calcul intervient entre ces divers modes d'expression !

Mais, que dans un travail absolument spécial à la biologie, où l'on a à mesurer constamment la quantité de bicarbonates alcalins à thérapeutiquement employer pour saturer une acidité organique donnée, l'on s'obstine à prendre : non pas le bicarbonate de soude comme base de comparaison, non pas un acide ayant avec le bicarbonate de soude (type des bicarbonates médicamenteux) des relations numériques aussi rapprochées que possible, mais que l'on prenne — contre toute raison — soit des volumes de solution alcaline titrée différemment que le bicarbonate de soude, soit des acides quelconques éloignés plus ou moins comme équivalents du bicarbonate de soude, il y a tout lieu de craindre que les médecins ne soient à première vue désorientés, en tout cas il y a pour eux de ce fait obligation à un travail de correction de calculs qui ne laisse pas d'être plus que fastidieux, nous dirons même rebutant !

Or, l'urine normale ayant son acidité, nous le répétons, traduite pour les deux tiers en acide phosphorique, comme l'admet M. Joulie lui-même, d'une part ; et, d'autre part, la presque concordance des équivalents du bicarbonate de soude : NaO,HO, $CO^2 = 70$ et de l'acide phosphorique anhydre ; $PhO^5 = 71$ permettant une comparaison sinon mathématiquement exacte, du moins simple et rapide de leurs qualités chimiques de neutralisation, nous persistons à croire qu'il y a un intérêt capital pour les biologistes et les médecins à continuer, comme nous l'avons fait le premier, d'exprimer l'acidité urinaire totale en acide phosphorique anhydre $= PhO^5$, puisqu'ainsi l'on obtient à la fois l'indication de la dose thérapeutique de bicarbonate de soude à employer et les éléments de détermination des acides anormaux.

VI

Mais une autre bizarrerie du procédé uro-acidimétrique Joulie est celle du choix de l'urine de la nuit (sans indication du volume émis), comme repère de l'expression de l'acidité urinaire totale, et surtout de la comparaison de ce chiffre avec la normale (1 gramme 23 en PhO^5) donnée par nous comme dosage uroacidimétrique du litre pour les 24 heures.

Tout d'abord, M. Joulie le reconnaît, il serait plus exact d'opérer sur l'urine de 24 heures !

Mais, alors ! Pourquoi ne pas avoir fait, comme l'auteur le reconnaît préférable, c'est-à-dire avoir opéré sur les émissions réunies des 24 heures ? Puis, puisque nous avons donné pour la nuit (comme pour le jour) la normale uroacidimétrique des mictions diverses et que nous avons montré que l'acidité urinaire était beaucoup plus élevée la nuit que le jour ou même que la moyenne des 24 heures, pourquoi ne pas prendre notre normale de la nuit comme base de comparaison de son uroacidimétrie ?

Il nous semble logique, puisque M. Joulie utilise nos normales uroacidimétriques, que : 1° le mieux eût été d'opérer sur l'urine de 24 heures et de prendre notre normale urinaire des 24 heures comme base de comparaison ; 2° le moins mal eût été d'opérer sur l'urine de la nuit et de prendre notre normale urinaire de la nuit encore comme base de comparaison !

Mais opérer sur l'urine de la nuit un dosage acidimétrique en prenant notre normale uroacidimétrique des 24 heures comme repère, nous paraît, permettez-nous de vous le dire, absolument paradoxal !

Et, nous le répétons, d'autant plus paradoxal que l'auteur ne s'informe pas du volume urinaire rendu pendant cette même nuit, ce qui fait qu'en somme : ni la moyenne du jour entier, ni la moyenne même de la nuit, données par nous, ne sont comparables au chiffre, quelconque peut-on dire, qu'il dose comme acidité (et encore on a vu comment précédemment !) dans l'urine de la nuit.

Et la discussion à laquelle nous venons de soumettre le procédé Joulie relativement au choix de l'urine de la nuit — ou du matin (l'auteur ayant alternativement donné les deux indications) — comme base d'opération pour la détermination quantitative de l'acidité ne peut — bien qu'elle soit en faveur de nos idées personnelles — être soupçonnée de se présenter comme plaidoyer « pro domo nostrâ », car elle a l'avantage d'être l'expression même de la pensée que reflète la note de M. Linossier : « *Remarques sur la mesure de l'acidité urinaire* », présentée à la Société de Thérapeutique dans sa séance du 12 décembre dernier.

Après avoir étudié les influences diverses et contraires de la sécrétion gastrique (en plus), de la sécrétion biliaire (en moins), des fermentations stomacales (positives) ou intestinales (négatives), des dérivés de la combustion organique des albumines alimentaires (formation d'acide sulfurique), sur les variations de la réaction de l'excrétion rénale, cet auteur, répondant à MM. Joulie, Cautru et Bardet, conclut, en effet, ainsi qu'il suit :

« Pour toutes ces raisons, je reste persuadé que l'examen de l'urine des 24 heures, nous renseigne d'une manière plus exacte sur l'état d'hyperacidité ou d'hypoacidité générale du sujet que l'examen de l'urine du réveil, et comme les indications fournies par les deux méthodes sont souvent contradictoires, je crois qu'il faut accepter de préférence celles que nous donnent les anciens errements. »

Conclusion : constatation certaine d'une nouvelle cause d'erreur dans l'établissement du procédé, particulier à M. Joulie, de dosage de l'acidité urinaire totale : et cause d'erreur que ne peut même justifier la crainte d'une modification dans le titre acidimétrique des urines conservées pour la période de 24 heures, puisque les travaux de M. Jégou ont montré l'action conservatrice, presque absolüe peut-on dire, de la napthaline sur l'acidité urinaire !

VII

Le procédé Joulie pour le dosage de l'acidité urinaire n'exprime jamais l'acidité totale, venons-nous de le faire voir !

Il ne donne que l'acidité des sels acides, et encore sous une forme double, non définie par la réaction elle-même, donc non utilisable ni biologiquement, ni thérapeutiquement, puisque : le chiffre ainsi trouvé peut être simple ou presque double, selon que le liquide examiné renferme ou non des acides libres en plus des sels acides amidés et des sels acides, puisqu'en tout cas, ils ne correspond ni aux variations de l'acidité totale, ni aux variations des acides-amidés ou sels acides physiologiques, ni non plus aux acides anormaux.

En un mot, le dosage de l'acidité d'une urine quelconque par le procédé Joulie n'exprime jamais l'acidité réelle d'une urine, pas plus physiologique, qu'extra-physiologique ou totale ; il ne donne toujours qu'un chiffre plus faible que cette acidité totale et représentant les sels acides (normaux et anormaux), d'une façon encore inconstante, c'est-à-dire y comprenant un ou deux tiers de l'acide phosphorique des phosphates acides, selon que l'urine examinée contenait ou non des acides libres et des oxalates acides concomitamment aux phosphates et urates acides comme aux acides-amidés.

De plus, la substitution d'un échantillon isolé soit de la miction du réveil, soit de la miction de la nuit, à l'ensemble de l'urine de 24 heures, rend théoriquement le procédé Joulie aussi illusoire qu'il l'est pratiquement du fait de l'extrême difficulté de la saisie du point final de la réaction.

Voyons maintenant : si, le numérateur (A) du chiffre fractionnaire (R) de Joulie relatif aux variations de l'acidité totale par rapport à la normale étant de toute évidence faux, l'auteur a été plus heureux dans la fixation de son dénominateur (E), c'est-à-dire dans le choix de l'excédent de densité urinaire comme dénominateur de la fraction (coefficient) :

$$R = \frac{100\ A}{E}.$$

résumant la méthode de Joulie en tant que séméiologie de l'acidité organique ?

Eh bien ! Messieurs, il ne nous sera pas difficile de vous montrer que la valeur du dénominateur E de l'équation R, formulant les résultats analytiques de la méthode Joulie, n'est pas supérieure à celle du numérateur A, c'est-à-dire que l'arbitraire ayant présidé à la formation du coefficient R, tant au point de vue de son numérateur que de son dénominateur, rend ce coefficient lui-même, autrement dit la méthode Joulie tout entière, tout ce qu'il y a de plus fausse, tout ce qu'il y a de plus nulle ! ! !

Voici, en effet, ce que M. Lépinois — dont il y a un instant nous avons déjà cité les sages avertissements relatifs au procédé uroacidimétrique Joulie lui-même — répondait à l'une des récentes communications du Dr Cautru à la Société de Thérapeutique :

« M. *Lépinois*. — Les grandes divergences constatées par M. Cautru entre les résultats fournis par les différents procédés de dosage de l'acidité urinaire et les indications données par l'équation de l'acidité d'après M. Joulie, paraissent être dues à la nature tout arbitraire de ce coefficient. On sait bien que l'acidité urinaire est due en grande partie aux phosphates monométalliques et à la totalité des pigments. Cependant le coefficient de M. Joulie :

$$\frac{\text{A (Acidité par litre)} \times 100}{\text{E (Excès de la densité sur celle de l'eau à 4 degrés)}}$$

n'en tient aucun compte ; l'un de ses principaux facteurs se trouve être la densité ou plutôt l'excès de la densité urinaire ramenée à 4 degrés sur celle de l'eau à la même température. Or cet excès dépend très peu de la teneur des urines en phosphates monométalliques, tandis qu'il est variable comme les chlorures dont il suit les oscillations. Ceci est tellement vrai, qu'on peut apporter des modifications sensibles au coefficient Joulie en faisant varier, dans un sens ou dans l'autre, les chlorures de l'alimentation et en même temps la densité, sans que pour cela l'acidité absolue soit sensiblement changée. D'autre part, le coefficient Joulie peut rester constant, bien que l'acidité subisse des variations notables. Voici des exemples pris sur le même individu et qui permettent de réaliser ces deux cas.

Premier cas :

Acidité totale constante et Coefficient Joulie variable.

VOLUME	DENSITÉ CORRIGÉE	ACIDITÉ EN HCl (1)		COEFFICIENT JOULIE
		par litre	par 24 heures	
1200	1018	0.88	1.05	4.8
700	1023	1.50	1.05	6.5
1120	1018	0.90	1.93	5

Deuxième cas :

Acidité totale variable et coefficient Joulie constant.

VOLUME	DENSITÉ CORRIGÉE	ACIDITÉ EN HCl par litre	ACIDITÉ EN HCl par 24 heures	COEFFICIENT JOULIE
1200	1018	1.09	1.30	6
700	1024	1.46	1.02	6

Il pourra même arriver que les indications fournies par ce coefficient seront complètement erronées ; c'est ce qui aura lieu avec l'urine de beaucoup de diabètiques par exemple. Ces malades sont en effet le plus souvent polyuriques, ce qui détermine l'abaissement de leur acidité *rapportée* au litre.... En même temps, la présence du sucre leur fournit une *densité urinaire assez élevée* ; il en résultera que le coefficient Joulie sera abaissé et fera considérer ces sujets comme étant hypoacides, alors qu'ils sont bien en réalité des hyperacides.

En résumé, je pense que la connaissance de l'acidité urinaire absolue d'une période de 24 heures ou de la totalité de cette émission qu'on voudra, peut donner aux cliniciens des renseignements plus précieux et surtout plus exacts que le coefficient de M. Joulie qui est établi arbitrairement et ne varie pas toujours dans le même sens que l'acidité totale. »

Nous savons bien que relativement à l'influence du glucose sur l'excès de densité, c'est-à-dire sur le dénominateur E du rapport ou coefficient R, M. Joulie a, dans son nouveau volume, proposé un mode de correction de cette cause d'erreur !..... Mais, le mode de correction étant limité aux seuls cas des urines diabétiques, et ne portant en tout cas que sur un élément extra-physiologique, ne tenant pas compte des variations des éléments physiologiques, tels les chlorures, la critique de M. Lépinois à l'égard du dénominateur E du rapport R de M. Joulie relatif à la formule uroacidimétrique normale reste tout entière.

Et, à cet égard, M. Lépinois est clair et net : en dehors même du principe du dosage de l'acidité urinaire par le sucrate de chaux avec indice de fin de réaction fourni par le début du trouble du liquide dosé—principe qu'il a démontré faux — cet auteur met encore en question le coefficient R de M. Joulie et montre que ce coefficient n'offre aucune valeur par lui-même, puisque— sans compter la fausseté de son numérateur A — il peut varier sous l'influence de causes absolument étrangères à l'état diabétique du malade par le fait de l'arbitraire de la constitution de son autre facteur, le dénominateur E, c'est-à-dire l'excès de densité urinaire !

Mais la critique faite précédemment par M. Lépinois à la constitution du dénominateur E du coefficient R de M. Joulie n'est pas la seule que ce dénominateur puisse avoir à supporter.

On sait, en effet, que les 45 centièmes des éléments fixes (extrait sec) de l'urine sont, à l'état normal, constitués par de l'urée.

On comprend donc, de suite, combien les variations relatives de l'excrétion de cet élément fondamental de l'excrétion rénale peuvent influencer l'excès de densité urinaire.

Or, l'élimination de l'urée, comme celle de l'ensemble des éléments fixes de l'urine, est elle-même sous la dépendance de la dialyse rénale aqueuse, sans cependant lui être parallèle ; autrement dit, à toute exagération de dialyse rénale hydrique correspond une augmentation de l'urée excrétée par cet émonctoire, mais augmentation plus faible toutefois que ne le comporte l'excès d'eau éliminé par le rein.

Il s'en suit que toutes les variations hygrométriques

non seulement saisonnières mais journalières et même temporaires des conditions climatériques, en modifiant tant les conditions spéciales d'évaporation cutanée que les conditions générales de tension artérielle par prédominance des vaso-moteurs cutanés sur les vaso-constricteurs antagonistes, ou réciproquement, sont susceptibles de faire varier les proportions relatives d'eau et de matériaux solides dialysés par le rein, donc de modifier la densité urinaire et par suite l'excès de densité présenté par une urine quelconque sur le maximum de densité de l'eau distillée !

Le dénominateur E du coefficient Joulie se trouve ainsi à la merci de conditions très variées et absolument indépendantes de l'état de santé du sujet examiné !

Donc la méthode Joulie relative à l'uroacidimétrie est nulle par ses bases chimiques et mathématiques !

Donc les déductions séméiologiques qu'en ont tirées son auteur et ses adeptes peuvent être induites, « ipso facto », également nulles !!!

VIII

On vient de voir que la méthode Joulie n'offre aucune valeur scientifique... Et on peut alors se demander pourquoi, se basant sur la méthode Joulie, des cliniciens — dont la bonne foi s'est ainsi trouvée surprise ! — ont attaqué les admirables travaux du professeur Bouchard sur les maladies par ralentissement de la nutrition ? ont mis en échec les bases biologiques par lui posées dans cet ordre d'idées ? ont systématiquement cru pouvoir réfuter et nos propres données urologiques et les concordances hémoacidimétriques trouvées par Drouin ? en un mot, ont nié l'exagération de l'acidité organique comme constante tant urologique qu'hématique pour les maladies par ralentissement de la nutrition ?

Or, ce qui nous semble justifier dans une certaine mesure l'« emballement », permettez-nous l'expression, de ces cliniciens relativement aux idées thérapeutiques déduites par M. Joulie de ses faits cliniques, c'est-à-dire l' « emballement » de ces cliniciens pour le traitement systématique par l'acide phosphorique des manifestations diverses des maladies de la nutrition caractérisés biologiquement, le croit M. Joulie, par une diminution de l'acidité organique : c'est, d'une part, que l'analyse urologique décelant chez ces mêmes malades une diminution d'excrétion phosphatique ils se sont crus de ce fait autorisés à combler ce vide (?) par l'acide correspondant, c'est d'autre part que la clinique paraît, en maintes circonstances, et contre toute attente, leur donner raison dans cette innovation thérapeutique !

Sur le premier point, il n'y a à dire que : si ces cliniciens avaient réfléchi tant soit peu, ils se seraient rendu compte facilement qu'à toute diminution élémentaire d'excrétion urinaire correspondait biochimiquement une même et opposée rétention élémentaire dans la crase sanguine : donc que chez un malade ne perdant pas suffisamment de phosphates par la voie urinaire — et tel est le cas de tous ou presque tous les arthritiques, l'avons-nous personnellement établi et même donné comme syndrome urologique encore plus constant que l'augmentation de l'acidité urinaire pour les maladies par ralentissement de la nutrition — ce qu'il y avait lieu de faire thérapeutiquement pour être en règle avec la logique, ce n'était pas d'administrer des phosphates ou de l'acide phosphorique à ces malades, c'était de leur en faire éliminer ; et, dans ce sens, l'administration des alcalins est un correctif à la fois sûr et rapide !

Sur le second point, nous allons nous expliquer un peu plus longuement !!!

D'abord l'acide phosphorique, par son phosphore, est un stimulant énergique analogue à l'alcool, à l'arsenic, au café, à la kola, etc., etc.

Il s'en suit que les malades mis au traitement « phosphorique» éprouvent dans les débuts de ce traitement un « coup de fouet », c'est-à-dire un relèvement à la fois physique et psychique pris par eux — de même que par leurs médecins souvent aussi — pour une amélioration réelle.

Ensuite, c'est que localement, — nous voulons dire au point de vue des fonctions gastriques comme aussi au point de vue de certaines manifestations morbides cutanées qui ne sont que les témoins d'une auto-intoxication d'origine gastro-intestinale — certains malades (hyperacide en tant qu'état général, mais hypoacides en tant qu'état gastrique) se trouvent bien encore de l'emploi de l'acide phosphorique !

En effet, dans le procédé Hayem-Winter d'étude de la réaction chimique des produits de la digestion stomacale, on dose trois éléments d'acidité locale :

1° l'acidité totale du résidu gastrique au bout d'une heure de digestion = A ;

2° l'acidité de l'acide chlorhydrique libre du même résidu = H ;

3° l'acidité de l'acide chlorhydrique combiné sous forme organique (chlorhydropepsie) du même résidu = C.

Et, Hayem et Winter ont posé comme formule normale du rapport de ces trois éléments :

$$\frac{A - H}{C} = 0.86$$

Nous avons déjà à plusieurs reprises montré que, d'après Hayem et Winter, l'acidité totale (A) n'étant que la somme de l'acidité chlorhydrique libre (H) et de l'acidité chlorhydrique combinée (C), la formule algébrique de cette donnée chimique est : $A = H + C$.

Donc, en tous pays, $\frac{A - H}{C}$ devait fatalement valoir l'unité et non pas $\frac{86}{100}$, puisque mathématiquement l'on a : $C = A - H$ et encore $\frac{A - H}{C} = 1$.

Nous avons déjà répété que la formule $\frac{A - H}{C} = 0,86$ d'Hayem et Winter ne servait qu'à masquer une insuffisance de leur méthode de dosage de la chlorhydrie stomacale ; qu'encore la seule manière d'obtenir cette chlorhydrie vraie était d'avoir recours au procédé publié par nous il y a huit ans pour l'analyse du suc gastrique ; qu'enfin les 14 p. 100 déficitaires de la méthode Hayem-Winter étaient constitués par un mélange de chlorures alcaloïdiques de la fermentation gastrique et de chlore neutre aldéhydique ayant pour origine une déviation de la même fonction gastrique ; que subsidiairement un seul élément thérapeutique pouvait remédier à cette déviation de la chlorhydrie stomacale et que cet élément thérapeutique était précisément l'acide phosphorique.

Or, de multiples observations recueillies par nous en collaboration avec les docteurs Lagrange, Glénard, de Lalaubie et Peyraud, de Vichy, observations publiées en grande partie dans la « Revue des maladies de la Nutrition », ont montré que l'hyperexcrétion urinaire en chlorures salins concordait souvent : soit avec l'exagération de l'acidité organique occasionnée par une diminution des échanges généraux (théorie de Bouchard), soit avec la même exagération de l'acidité organique occasionnée par une diminution du fonctionnement hépatique (théorie de Glénard), et que dans ces deux cas elle avait pour signification physiologique une hypoexcrétion chlorhydrique stomacale portant tant sur l'acide chlorhydrique libre que sur l'acide chlorhydrique combiné organique et coïncidant avec une exagération du chlore aldéhydique neutre et des chlorures alcalins.

Or, encore, le chlore aldéhydique neutre de même que les chlorures alcalins sont heureusement influencés, thérapeutiquement parlant, l'avons-nous montré il y a longtemps déjà aussi en collaboration avec le Dr Peyraud, par l'acide phosphorique qui jouit de la propriété de les dédoubler et de les ramener à la forme chlorhydrique libre pour les chlorures salins, à la forme chlorhydrique combinée pour le chlore aldéhydique.

Il s'en suit que, des observations favorables de thérapeutique par l'acide phosphorique découlant de la méthode uro-analytique de M. Joulie, on peut logiquement, croyons-nous, inférer ceci :

1° Que les malades arthritiques, c'est-à-dire présentant des troubles de la nutrition, traités avec succès par le dit acide phosphorique étaient probablement (nous pouvons même dire certainement, si l'on s'en rapporte aux propres observations citées par M. Joulie dans son nouveau volume sur cette question) des arthritiques présentant ce trouble secondaire de la chlorhydrie stomacale ;

2° Qu'il ne faut pas en conclure que toutes les manifestations de la diathèse par ralentissement de la nutrition soient justiciables d'un traitement à base d'acide phosphorique.

Et, de fait, c'est ce qu'une nouvelle série d'observations personnelles, qu'il serait oiseux de rapporter ici, nous a prouvé.

Telle était la démonstration à laquelle nous voulions arriver, convaincus que nous sommes plus que jamais :

1° Que les maladies par ralentissement de la nutrition ont pour substratum chimique général une exagération de l'acidité organique ;

2° Que celles des manifestations de ces maladies par ralentissement de la nutrition qui sont justiciables d'un traitement acide : par PhO^5 ou par HCl, sont secondaires par rapport à l'état général qui, lui, est toujours heureusement influencé par les alcalins :

3° Que la méthode uroacidimétrique Joulie, serait-elle exacte ? ? ? elle offre le défaut de ne pas faire connaître l'état exact d'hyperacidité organique dont sont atteints les malades examinés, pas plus qu'elle n'indique les variations de la chlorurie urinaire, donc celles de la chlorhydrie gastrique ;

4° Qu'au contraire la méthode uro-acidimétrique générale avec expression de l'acidité en PhO^5, combinée avec le dosage des chlorures urinaires précisent et les variations de l'acidité organique générale et les variations de la chlorhydrie stomacale.

IX

Mais s'il était une démonstration subséquente à faire à l'égard du bon emploi d'un acide dans le traitement d'une manifestation de l'arthritisme, nous citerions l'oxalurie qui, elle, ne peut être soupçonnée d'être autre chose qu'une manifestation d'une maladie par ralentissement de la nutrition, qui correspond toujours à de l'hyperacidité organique et qui, cependant, n'a pas de meilleur agent thérapeutique que l'acide chlorhydrique.

C'est, en effet, que seul cet acide (HCl.) donne à l'oxalate de chaux préformé dans l'économie la solubilité nécessaire à son élimination rénale.

Mais aussi, le sait-on dans le milieu médical de Vichy depuis longtemps, l'emploi temporaire de l'acide chlorhydrique dans le traitement de l'oxalurie, de même que celui restreint de l'acide phosphorique dans l'hyperchlorurie gastrique exigent — comme nous l'avons montré au Congrès hydrologique de Clermont-Ferrand et au même titre que l'ensemble des autres manifestations diathésiques hyperacides — un correctif commun : l'emploi des alcalins à dose élevée ou plus exactement à dose rationnelle, soit un gramme de bicarbonate de soude par chaque gramme d'acidité (phosphorique) urinaire, soit mieux un verre d'eau de Vichy par même gramme d'acidité (phosphorique) urinaire.

Nous disons : « soit mieux : un verre d'eau de Vichy relativement à un gramme de bicarbonate de soude », parce que seulement avec l'eau de Vichy minéralisée plus ou moins en acide sulfhydrique secondairement (Sources de Grande-Grille ou de Chomel ou même de l'Hôpital et à l'exclusion des sources froides), le médecin trouvera les éléments secondaires d'excitation fonctionnelle hépatique nécessaires à la compensation de la torpeur de l'organe que comporte presque toujours l'Hyperacidité organique, l'Hépatisme, ainsi que l'a si brillamment démontré le docteur Glénard ! De même qu'il y trouvera aussi la thermalité permettant une assimilation plus rapide de ces eaux ! !

Nous venons de dire que l'emploi comme usage interne des acides minéraux : chlorhydrique et phosphorique, demandait toujours le correctif d'un traitement alcalin simultané......

En voici la raison :

On sait que nous attribuons l'Hyperacidité organique à une rétention phosphorique.

Or, thérapeutiquement parlant, les alcalins favorisent l'élimination des phosphates (que les tissus ne fixent pas en aussi grande proportion en milieu réellement alcalin qu'un milieu acide), tandis qu'au contraire les acides concourent inversement à la rétention phosphorique.

On sait aussi que, tandis que nous attribuons la dégénérescence caséeuse à l'action des humeurs trop alcalines sur les tissus, nous avons, en sens contraire, indiqué comme résultats de l'action des humeurs trop acides sur les tissus :la sclérose pour les acides en général et la stéatose pour l'acide phosphorique en particulier.

Il s'en suit de même que la stéatose et la sclérose se poduisent d'autant plus facilement chez les malades que leur hyperacidité organique est plus grande, de même les traitements par les acides — sans compensation alcaline — doivent avoir une tendance à la détermination des dégénérescences graisseuse ou scléreuse d'autant plus efficacement que le milieu organique ainsi suracidifié était déjà plus acide primitivement.

Or, deux médecins des hôpitaux très distingués, M. Legendre et M. Mathieu, viennent précisément de faire connaître à la Société de Thérapeutique qu'ils avaient constaté : le premier plusieurs cas de stéatose hépatique survenus chez des malades soumis par lui à la médication Joulié ; le second que, de même que M. Hirtz,il avait vu se produire de la dégénérescence graisseuse du foie chez des animaux ayant reçu des injections d'acide phosphorique.

MM. Legendre et Mathieu ont donc ainsi : et fourni la démonstration expérimentale de notre manière de voir relativement à la genèse de la dégénérescence graisseuse, et montré aussi directement l'erreur dans laquelle tombent les cliniciens quand ils appliquent d'une façon systématique et inconsidérée le traitement par l'acide phosphorique à la cure des maladies par ralentissement de la nutrition, c'est-à-dire, répétons-le, à la cure des maladies dont la constante hématique consiste précisément en l'exagération de l'acidité en général et en l'exagération de l'acidité phosphorique en particulier !

Mais, en employant les alcalins simultanément aux acides,

ou plus exactement en donnant aux malades toute la dose d'alcalins à laquelle ils ont droit de par leur acidité organique primitive,

en ne leur administrant que cette dose d'alcalins à laquelle ils ont droit (dose bien déterminée par une analyse urologique comprise, ainsi que nous l'avons dit précédemment, au point de vue acidimétrique).

en ayant aussi souci de leur faire prendre leur Eau de Vichy tiède (c'est-à-dire reportée à la température véritable de la source) de façon à en favoriser l'absorption,

en prenant en outre la précaution de ne leur faire ingérer cette Eau de Vichy que soit deux heures au moins avant les repas, soit quatre heures après les mêmes repas,

il n'y a rien à craindre d'une par trelativement à la « cachexie alcaline », puisque la dose d'alcalins utilisée sera mathématiquement celle seule nécessaire à l'obtention du retour à la normale de leur acidité organique ;

il n'y a d'autre part pas à redouter non plus pour eux les dégénérescence scléreuse ou graisseuse, puisque l'acidité organique de ces malades ne pourra jamais être augmentée par les traitements acides, phosphorique ou chlorhydrique, que dans une proportion s'écartant peu de la normale ;

enfin chez les malades ainsi traités il ne pourra jamais se produire de troubles dyspeptiques ayant pour origine une neutralisation intempestive du suc gastrique par un alcalin venant s'y ajouter soit trop près du repas antérieurement, soit en période digestive incomplètement achevée.

Enfin si une dernière objection était possible à faire à M. Joulie, nous lui dirions que sa formule thérapeutique des manifestations morbides diverses des maladies de la nutrition est la négation absolue de ses vues générales sur la chimie agricole, puisque, en effet, on sait, que les chimistes agronomes dont M. Joulie est le grand-maître, conseillent l'emploi de l'acide phosphorique en agriculture toutes les fois qu'il s'agit d'augmenter les matières hydrocarbonées, grasses, féculentes ou sucrées des végétaux ; tandis que Mialhe a, au contraire, montré qu'en arrosant les ceps de vigne avec du bicarbonate de soude on empêche la production du sucre de raisin !

Et nous avons personnellement la conviction que la biologie est une, qu'elle s'applique aussi bien aux animaux qu'aux végétaux ! ! !

X.

M. Lépinois a montré, avons-nous dit précédemment, que l'acidité urinaire totale dosée par le procédé Joulie était toujours inférieure de 25 à 40 p. 100 au chiffre vrai.

Nous ajouterons que, à notre connaissance, il s'est même présenté un cas où l'urine (extrêmement riche en acides libres et fortement chargée en pigments, enfin simultanément et relativement pauvre en phosphates) d'un malade présentant de la congestion hépatique très accentuée nous a montré un écart de 59 p. 100 entre les résultats de deux dosages uro-acidimétriques effectués l'un par le procédé Joulie, l'autre par le procédé à base de solution alcaline décinormale et de tournesol.

Une étude séméiologique comparative des résultats fournis par le procédé uro-acidimétrique Joulie avec les procédés uro-acidimétriques classiques s'imposerait donc si la possibilité de cette comparaison existait.

Malheureusement, l'a-t-on vu plus haut, cette comparaison est matériellement impraticable du fait de la non-constance des chiffres fournis par le procédé Joulie.

Reste simplement à voir, en bloc, quelles concordances ou quelles discordances séméiologiques se présentent entre les données statistiques de M. Joulie basés sur 429 observations :

17.48 % d'acidités normales ;
7.46 % d'hyperacidités ;
75.06 % d'hypoacidités ;

et celles qui ont été récemment fournies d'autre part ?

Prenons, par exemple, la dernière, à notre connaissance de ces données statistiques, c'est-à-dire les tableaux exposés par MM. Jégou et Guillot, dans le n° du 8 août 1900 du « Bulletin des Sciences pharmacologiques » : tableaux se rapportant aux comparaisons uro-acidimétriques avec la normale des analyses pratiquées par eux à l'Hôpital militaire de Vichy pendant les saisons thermales 1898 et 1899.

Or, si l'on tient compte des 40 % d'écart résultant de l'adoption par les auteurs du coefficient uro-acidimétrique de Bretet (0,05) au lieu du nôtre propre (0,03), on arrive aux rapports % ci-après sur les 115 observations citées par MM. Jégou et Guillot ;

1.80 % d'acidités normales ;
71.10 % d'hyperacidités ;
27.10 % d'hypoacidités.

De notre côté, si nous admettons qu'il est difficile de conclure d'une façon générale même sur une statistique de 26.000 analyses d'urines faites jusqu'ici à notre laboratoire, nous pouvons cependant dire que, sur nos 10.000

dernières observations, nos chiffres u ro-acidimétriques ont été en tant que rapports % à la normale compris dans le sens suivant :

OBSERVATIONS	VALEURS 0/0 DE L'ACIDITÉ PAR RAPPORT A LA NORMALE :		
	égale	supérieure	inférieure
1er mille	3.20	85.90	10.70
2e »	3.00	86.10	10.10
3e »	2.90	85.20	10.90
4e »	2.40	86.50	11.10
5e »	3.20	81.50	14.30
6e »	2.80	85.20	12.00
7e »	2.70	83.42	16.60
8e »	2.30	85.30	12.40
9e »	2.90	84.20	12.90
10e »	3.50	80.80	15.70
Totaux :	28.90	844.30	126.80

soit des moyennes de :

2.89 % d'acidités normales ;
84.43 % d'hyperacidités ;
12.68 % d'hypoacidités.

C'est dire qu'on y voit néanmoins et d'abord que les proportions d'hyperacidités et d'hypoacidités (urinaires et conséquemment organiques) sont absolument inverses, soit entre les chiffres statistiques de MM. Jégou et Guillot, soit entre les nôtres propres, avec les chiffres relatés par M. Joulie comme résultats de ses 429 observations, puis qu'il faut certainement admettre que le procédé uro-acidimétrique Joulie est erroné pour déterminer des résultats statistiques en contradictions aussi grandes que celles qu'il présente soit avec les résultats analytiques de MM. Jégou et Guillot soit avec les notes personnels.

Donc l'Hyperacidité urinaire, l'Hyperacidité organique ne sont pas choses aussi rares que M. Joulie le dit, tout d'abord !

Puis, en admettant même la théorie exposée par M. Joulie de la pathogénie des 7 % cas d'Hyperacidité qu'il trouve ! Il y a lieu, croyons-nous, de rechercher quelle peut être la pathogénie des 72 % cas d'Hyperacidité qui expriment la différence statistique entre les chiffres de M. Joulie et ceux qui se déduisent comme moyennes des tableaux de MM. Jégou et Guillot et de notre exposé précédent ?

Mais, cependant, pour être juste et équitable, avant d'aborder une étude d'ordre général, peut-on dire, de la pathogénie des Maladies par Ralentissement de la nutrition, de l'Hépatisme, par Exagération de la nutrition, des maladies par Hyperacidité organique (selon que l'on adopte les vues physiologiques de MM. Bouchard, Lecorché, Glénard ou Gautrelet), peut-être est-il bon de rendre à « César ce qui appartient à César », c'est-à-dire à M. Joulie ce qui lui est dû à l'égard de ses vues sur la Pathogénie des maladies par Hyperacidité organique.

De fait, on ne peut qu'être reconnaissant à M. Joulie d'avoir réintroduit dans le traitement de l'hypochlorhydrie gastrique » l'emploi de l'acide phosphorique pour lequel nos travaux en collaboration avec le regretté Dr Peyraud n'avaient pas eu l'autorité nécessaire à son imposition.

De fait, M. Joulie dit à la page 150 de son dernier volume : « l'*Hyperacidité a toujours pour cause première une dyspepsie par fermentation* » ; tandis que, page 122, il parle des acides : lactique, formique, acétique, etc., comme formés dans l'estomac par « fermentations anormales » ; tandis qu'encore page 63, citant les acides susceptibles d'être formés dans l'organisme soit par production alimentaire, soit par entretien de la vie cellulaire (acides : lactique, sarcolactique, urique, oxalique, formique, acétique, stéarique, margarique, oléique, etc., etc.), il ajoute : « Normalement les acides n'ont dans notre économie qu'une existence éphémère. Ils sont brûlés par l'oxyhémoglobine pour ainsi dire, à mesure de leur formation pour ne donner, en fin de compte, que de l'eau et de l'acide carbonique. Mais, dans certaines circonstances, ils peuvent se produire en quantités exagérées et échapper, en partie, aux oxydations. C'est alors qu'on les retrouve dans l'urine. »

Et un peu plus loin, à la même page 63, M. Joulie ajoute : « Tous ces acides organiques se saturent dans le sang, sur les points mêmes où ils sont produits, grâce aux bicarbonates alcalins qui s'y trouvent, par suite de la combustion des sels à acides organiques apportés à l'alimentation. Aussi est-ce toujours à l'état de sels qu'on les trouve dans les urines dont l'acidité est entièrement formée, au moins à l'état normal, par des phosphates acides. »

On comprend de cet exposé, que : sans que M. Joulie le dise, cet auteur adopte d'une part les théories de Mialhe sur la combustion organique des acides végétaux ou animaux, comme d'autre part il admet que les résidus gastriques hyperacides évacués dans l'intestin peuvent ne pas trouver suffisamment d'éléments biliaires alcalins pour être neutralisés avant d'être absorbés par les veines intestinales ; comme d'autre part encore il accepte aussi que le sang apporté à la veine porte avec surcharge d'éléments acides d'origine gastrique ou intestinale puisse subir moins profondément qu'à l'état normal l'influence oxydante de l'oxyhémoglobine du sang de l'artère hépatique, d'où oxydations hépatiques inférieures à la normale, c'est-à-dire production exagérée d'éléments incomplètement oxydés (donc à fonction acide) reversés dans le torrent circulatoire général par les veines sus-hépatiques, et passant du torrent circulatoire général dans l'urine par dialyse glomérulaire de la façon la plus logique qu'il soit physiologiquement possible de le concevoir !

Mais cette théorie de l'exagération de l'acidité organique, de l'Hyperacidité urinaire est-elle absolue et primitive ? Ne doit-elle pas être au contraire considérée que comme facteur secondaire de l'Hyperacidité ?

C'est ce que nous allons étudier maintenant...

Pour ce faire, nous utiliserons d'abord les recherches

d'ordre très divers faites dans ces derniers temps par :

M. A. Robin sur le coefficient azoté urinaire ;

MM. Claude et Balthazard sur le coefficient cryoscopique de l'urine ;

M. Glénard sur la pathogénie de l'Hépatisme ;

M. Drouin sur l'hémoacidimétrie.

Puis nous verrons quel rôle particulier a dû jouer le foie dans la sécrétion biliaire pour arriver aux résultats extra-physiologiques indiqués par M. Joulie.

Toutefois, pour faire comprendre d'une façon précise ce que peut signifier l'expression de : « Maladies par Ralentissement de la nutrition », nous nous permettrons de rémémorer, au préalable et en quelques mots, la définition même de la nutrition.

Et nous dirons de suite que par NUTRITION il faut entendre : « *la balance existant entre les actes assimilatifs et les actes désassimilatifs de l'organisme* ».

Or, les actes assimilatifs de l'organisme sont au nombre de deux :

Ceux qui se passent dans le foie sur les aliments aqueux, minéraux, sucrés, et albuminoïdes apportés à la glande hépatique par la veine porte ;

Et ceux qui ont pour siège le torrent circulatoire général relativement aux corps gras versés dans la veine cave supérieure par le canal thoracique.

Les actes désassimilatifs sont également de deux ordres : ils comprennent d'abord les échanges dialytiques se passant dans les capillaires généraux entre le sang artériel et les cellules tissulaires avoisinant ces capillaires ;

Ils ont encore pour substratum les échanges dialytiques analogues se pratiquant dans les capillaires des organes spéciaux entre le même sang artériel et les cellules glandulaires entourant les dits capillaires.

De telle sorte que la NUTRITION peut être assimilée à la «*balance commerciale d'un négociant* », se composant *d'actif* (actes assimilatifs) et de *passif* (actes désassimilatifs) dont l'équilibre peut se présenter en plus ou en moins selon les six cas suivants ; en dehors, bien entendu, du cas où les deux actes sont équivalents physiologiquement parlant :

1° L'assimilation (A) peut être inférieure ou égale à la normale et la désassimilation (D) plus faible que la normale ; il y aura gain exagéré de l'organisme : (N) représentant la nutrition générale).

$$\left.\begin{matrix} A = 1 \\ D < 1 \end{matrix}\right\} N > 1$$

2° L'assimilation peut être normale et la désassimilation plus forte que la normale ; il y aura pertes exagérées pour l'organisme ;

$$\left.\begin{matrix} A = 1 \\ D > 1 \end{matrix}\right\} N < 1$$

3° La désassimilation peut être inférieure ou égale à la normale et l'assimulation plus faible que la normale ; il y aura acquit trop faible pour l'organisme

$$\left.\begin{matrix} D = 1 \\ A < 1 \end{matrix}\right\} N < 1$$

4° La désassimilation peut être normale et l'assimilation pus forte que la normale ; il y aura encore gain exagéré pour l'organisme ;

$$\left.\begin{matrix} D = 1 \\ A > 1 \end{matrix}\right\} N > 1$$

5° L'assimilation peut être inférieure à la normale et la désassimilation supérieure à la normale ; les pertes sont encore plus grandes pour l'organisme :

$$\left.\begin{matrix} A < 1 \\ D > 1 \end{matrix}\right\} N < 1$$

6° L'assimilation peut être supérieure à la normale et la

désassimilation inférieure à la normale ; il y a de nouveau acquêts exagérés pour l'organisme.

$$\left.\begin{array}{l} A > 1 \\ D < 1 \end{array}\right\} N > 1$$

Or ces six cas de balance physiologique de la nutrition se groupent, le voit-on par nos schémas en deux types très nets :

ceux dont N est supérieur à l'unité,

ceux dont N vaut moins que l'unité ; autrement dit :

trois cas dans lesquels la balance de la nutrition est en déficit ;

trois cas dans lesquels cette même balance de la nutrition comporte des excédents.

Eh ! bien... que constate-t-on quand on compare les expressions physiologiques précédentes aux données acidimétriques hématiques ou urologiques concordantes ?

On voit ceci :

A. Tous les cas en déficit comportent une diminution de l'acidité sanguine totale, une diminution de l'acidité urinaire totale,

a) concordant soit avec de l'exagération de l'ensemble des éléments fixes et avec de la diminution de l'urobiline ; telle la Tuberculose dont la formule urinaire devient ainsi :

Acides	< 1
Eléments fixes	> 1
Urobiline	< 1

b) concordant encore soit avec de la diminution des éléments fixes et avec de la diminution de l'urobiline ; telle le Cancer à formule urinaire :

Acides	< 1
Eléments fixes	< 1
Urobiline	< 1

c) concordant enfin soit avec de la diminution des éléments fixes et avec de l'augmentation de l'urobiline : tel la

Syphilis dont la formule de traduction urinaire se trouve ainsi être :

Acides................	< 1
Eléments fixes....	< 1
Urobiline.............	> 1

B. Tous les cas en excédents comportent une augmentation de l'acidité sanguine totale, une augmentation de l'acidité urinaire totale :

a) à laquelle s'ajoutent : soit l'exagération des éléments fixes et l'exagération de l'urobiline ; tel le Rhumatisme goutteux ; dont la formule urinaire devient :

Acides......	> 1
Eléments fixes.........	> 1
Urobiline.............	> 1

b) à laquelle ne s'ajoutent ni l'augmentation des éléments fixes, ni celle de l'urobiline ; Goutte par exemple à formule urinaire :

Acides................	> 1
Eléments fixes.........	< 1
Urobiline.............	< 1

c) à laquelle s'additionne bien l'augmentation de l'urobiline, mais non celle des éléments fixes : type l'Adipose :

Acides................	> 1
Eléments fixes.........	< 1
Urobiline.............	> 1

autrement dit la classification pathogénique suivante des maladies diathésiques peut être établie :

A. Maladies avec Hyperacidité organique ;

maladies avec excédents dans la nutrition :

a) par exagération de l'assimilation (rhumatisme goutteux.)

b) par diminution de la désassimilation (goutte) ;

c) à la fois par exagération de l'assimilation, et par diminution de la désassimilation (adipose).

B. Maladies avec Hypoacidité organique : maladies avec déficit dans la nutrition :

a) par exagération de la désassimilation (tuberculose) ;

b) par diminution de l'assimilation (cancer) ;

c) par exagération de la désassimilation et par diminution de l'assimilation (syphilis).

Reste à justifier physiologiquement cette classification ; c'est ce que nous allons faire à présent, en disant :

1° Que le coefficient d'oxydation azoté de M. A. Robin : *a*) est toujours inférieur à la normale pour les maladies du groupe « avec excédents dans la nutrition ».

b) tandis qu'en sens contraire il est toujours supérieur à la normale pour les manifestations morbides du groupe « avce déficit dans la nutrition. »

2° Que la valeur cryoscopique de la molécule urinaire élaborée moyenne de MM. Claude et Balthazard :

a) est toujours inférieure à la normale dans les manifestations diverses des maladies « avec excédents dans la nutrition » ;

b) est au contraire, régulièrement supérieure à la normale dans les maladies « avec déficit dans la nutrition ».

3° Que les manifestations morbides diverses du foie signalées par M. Glénard comme syndrômes de l'Hépatisme ne se rencontrent jamais que dans le groupe des états classés précédemment par nous comme maladies « avec excédents dans la nutrition ».

4° Que les données hémo-acidimétriques et hémo-alcalimétriques de M. Drouin :

a) concordent toujours en tant qu'excès d'acidité organique, en tant que diminution de la basicité sanguine avec les manifestations diverses des maladies « avec excédents dans la nutrition » ;

b) tandis que, en sens opposé, on voit toujours l'acidité humorale être diminuée, l'alcalinité du sang prédominer dans les divers états maladifs « avec déficit dans la nutrition ».

Ceci exposé :

On comprend de suite pourquoi : si nous admettons avec M. Joulie que des fermentations gastriques exagérées puissent concourir à l'augmentation de l'acidité organique générale, à l'augmentation de l'acidité urinaire même à l'occasion, nous ne pouvons pas cependant accepter que cette augmentation soit primitive, c'est-à-dire préalable à tout état diathésique hyperacide.

Nous avons, en effet, la conviction que la sécrétion biliaire étant normalement chargée de par les alcalis en excès qu'elle comporte, neutraliser et au delà, les produits acides déversés de l'estomac dans l'intestin, pour que cette sécrétion biliaire ne remplisse pas efficacement cette partie des divers rôles physiologiques qui lui sont dévolus dans la biochimie intestinale, il faut de toute nécessité que la réaction de cette sécrétion biliaire ait été primitivement modifiée, qu'elle soit moins basique qu'elle ne devrait être normalement, en un mot que son foyer de production, le foie, l'ait sécrétée dans des conditions extra-physiologiquement acides !

Or, deux ordres de faits secondaires montrent qu'il en est bien ainsi :

C'est d'abord la fréquence des calculs ou sables biliaires dus à la précipitation de la cholestérine en milieu biliaire moins alcalin que la normale chez les hyperacides « à excédents dans la nutrition » par exagération de l'assimilation, c'est-à-dire chez les hyperacides à sécrétion biliaire hypoalcaline ;

C'est ensuite la fréquence des calculs ou sables intestinaux phosphatiques (dus à la précipitation par une bile normalement au moins alcaline des phosphates alimentaires suracidifiées, donc dissous d'une façon supérieure à la normale par des fermentations gastriques acides exagérées) chez les hyperacides avec « excédents dans la nutrition » par diminution de la désassimilation, c'est à-dire avec sécrétion biliaire possédant au moins l'alcalinité physiologique.

On comprend encore pourquoi les différents auteurs qui ont apporté à la Pathogénie des maladies de la nutrition leur contingent scientifique ont pu différer dans les appellations qu'ils ont imposées au groupe des maladies par Hyperacidité organique.

En effet, si l'on envisage la « NUTRITION » au point de vue spécial de l' « *assimilation* », on voit que les dénominations données aux maladies par hyperacidité organique : dénomination par M. Lecorché de « *maladies par exagération de la nutrition* » est acceptable ; l'appellation « *hépatisme* » imposée par M. Glénard est également justifiée !!

En effet, si l'on entend par « NUTRITION » seulement la *désassimilation*, on se rend compte que la dénomination de «*maladies par ralentissement de la nutrition* » donnée au même groupe séméiologique par M. Bouchard est encore exacte !

Quant à nous, les syndrômes hématiques et urologiques de l'exagération de l'acidité étant constants dans ces manifestations morbides diverses, nous persistons à les grouper sous le nom générique de « *Maladies par Hyperacidité organique* », sous la rubrique de «*Diathèse hyperacide* » ; nom qui tout en se rapportant aux deux groupes de viciations de la nutrition — par hyperassimilation, par hypodésassimilation — offerts par les malades présentant des manifestations morbides relevant, d'après M. Bouchard, Lecorché, Glénard et Drouin, des maladies par « ralentissement de la nutrition » ne préjugent précisément pas de la forme de déviation secondaire que la nutrition présente dans chacun de leur cas ! Ou plutôt si nous voulions être complets, nous dirions, que pour tenir compte des trois groupements séméiolologiques secondaires de l'Hyperacidité organique il faut diviser l'HYPERACIDITÉ ORGANIQUE en :

Hyperacidité hypodésassimilative.
Hyperacidité hyperassimilative,
Hyperacidité mixte ou totale.

en rappelant simplement que le facteur général : *Hyperacidité* peut comme causes premières être lui-même sous la dépendance :

a) d'une alimentation exagérée en sels binaires (chlorures de sodium), en hydrates de carbone (sucres, graisses ou féculents), ou en albuminoïdes (viandes diverses), qui empruntant dans le foie à l'oxyhémoglobine de l'artère hépatique une quantité d'oxygène insuffisante à leurs oxydations complètes, n'arrivent qu'à des termes assimilatifs incomplètement oxydés et conséquemment à fonction acide ;

b) d'une alimentation insuffisante en sels alcalins : tels les carbonates ou sels à acides végétaux (donnant tous par combustion organique des carbonates), alimentation insuffisante en sels alcalins ne compensant pas la perte des excréta journaliers.

c) d'oxydations générales insuffisantes par ralentissement dans le renouvellement du sang artériel capillaire, destiné aux échanges biochimiques sous l'influence d'une activité physique inférieure à la normale ;

d) d'oxydations hépatiques insuffisantes aussi par ralentissement dans la circulation de l'organe sous l'influence de conditions circulatoires mauvaises liées soit à de la stase utérine (grossesse, fibrômes, abaissement utérins), soit à de la stase rénale (congestion par refroidissement), soit encore à de la stase splénique (paludisme, syphilis), soit enfin à de la congestion des muscles psoas sous l'influence d'un travail exagéré des membres inférieurs (bicyclette, machine à coudre).

e) d'oxydations générales insuffisantes par déversement direct dans le torrent circulatoire d'acide sarcolactique produit en excès (surmenage physique).

CONCLUSIONS

1° Le procédé préconisé par M. Joulie pour le dosage de l'acidité urinaire totale, n'offre aucune garantie de constance, pas plus que de valeur réelle pour l'obtention de la totalité uro-acidimétrique ;

2° Les chiffres qu'il donne ne se rapportent à aucun groupe séméiologique quelconque et sont toujours trop faibles relativement à l'acidité urinaire totale ;

3° Le coefficient Joulie, établissant le rapport de l'acidité urinaire dosée à la normale, n'a de ce fait aucune valeur ; et en aurait-il même une que le facteur excès de densité qui le complète pour former la méthode « urologique clinique Joulie » étant lui-même inconstant lui enlèverait cette propre valeur ;

4° La constatation de la fréquence excessive de l'hypoacidité urinaire, d'après la méthode Joulie, s'explique d'elle-même ; les chiffres donnés par cette méthode étant toujours trop faibles, on a donc tort de considérer cette fausse hypoacidité comme caractéristique des maladies de la nutrition et, par conséquent aussi le traitement de cette hypoacidité par les acides, l'acide phosphorique en particulier, s'appuie sur un raisonnement faux au point de vue chimique ;

5° Les maladies par ralentissement de la nutrition sont, bien au contraire, caractérisées biochimiquement et généralement, par une exagération de l'acidité organique (phosphorique principalement), mais deux de leurs manifestations secondaires sont heureusement influencées par un traitement acide et parallèle au traitement alcalin rationnel : l'oxalurie par l'acide chlorhydrique, l'hypochlorhydrie gastrique par l'acide phosphorique ;

6° La dose d'alcalins à absorber en 24 heures pour parer rationnellement aux manifestations générales de la diathèse hypéracide est de : un gramme de bicarbonate de soude par chaque gramme d'acidité urinaire des 24 heures exprimée en acide phosphorique anhydre ;

7° Dans les eaux minérales alcalines sulfhydriques — et seules le sont les types d'eaux chaudes de Vichy, c'est-à-dire les sources Grande-Grille, Chomel et Hôpital, — il y a possibilité exclusive de trouver, à côté du traitement alcalin général, l'élément d'excitation fonctionnelle nécessaire à secouer la torpeur hépatique concomitante à presque tout état diathésique hypéracide ;

8° La dose d'eau de Vichy (sources Grande-Grille, Chomel ou Hôpital) à employer pour remplacer chimiquement et physiologiquement le gramme de bicarbonate de soude précité est de un verre hydrologique (soit de 200 centimètres cubes ou autrement dit 200 grammes) pour chaque gramme d'acidité urinaire totale dosée en PhO^5 sur les émissions réunies des 24 heures ;

9° Quand il y a intérêt à combiner la médication acide (PhO^5 pour l'hypochlorhydrie gastrique, HCl pour l'oxalurie) avec la médication alcaline, les acides doivent être ad-administrés pendant les repas et les eaux de Vichy très éloignées des repas (deux heures au moins avant ou quatre heures après) et en ayant soin de les réchauffer ;

10° Les eaux alcalines à excès d'acide carbonique (eaux froides) n'offrent aucune valeur de saturation physiologique alcaline, parce que leur gaz acide carbonique est susceptible de traverser toute l'économie sans être saturé, donc entrave leur action alcalinisante ;

11° De plus, les eaux alcalines froides ne contiennent pas d'acide sulfhydrique d'une manière sensible et n'offrent ainsi non plus aucune valeur d'excitation fonctionnelle hépatique;

12° L'emploi persistant de l'acide phosphorique à l'intérieur, — comme d'ailleurs celui de tous les autres acides minéraux, — sans correctif alcalin, tend à déterminer des lésions scléreuses ou adipeuses générales et particulièrement de la sclérose ou de l'adipose de la glande hépatique;

13° Les récents travaux du laboratoire de Bouchard sur la cryoscopie urinaire confirment les données physiologiques présentées de cet auteur, ainsi que nos recherches urologiques personnelles, ainsi encore que les résultats hémo-acidimétriques de Drouin, relatifs à la Pathogénie des maladies par ralentissement de la nutrition.

14° Les mêmes recherches cryoscopiques du laboratoire de Bouchard infirment, au contraire, les théories de M. Joulie sur la Pathogénie des mêmes maladies par ralentissement de la nutrition (1).

(1) Société médico-chirurgicale. Séance du 14 janvier 1901.

Clermont (Oise). — Imp. Daix frères.

www.ingramcontent.com/pod-product-compliance
Ingram Content Group UK Ltd.
Pitfield, Milton Keynes, MK11 3LW, UK
UKHW012109240726
13965UKWH00004B/1656

9 782013 555012